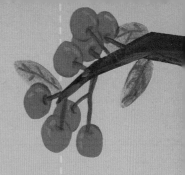

U0127811

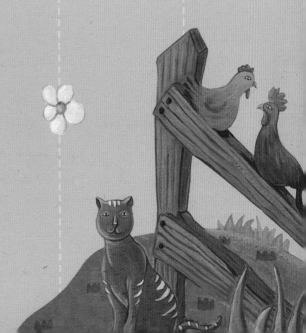

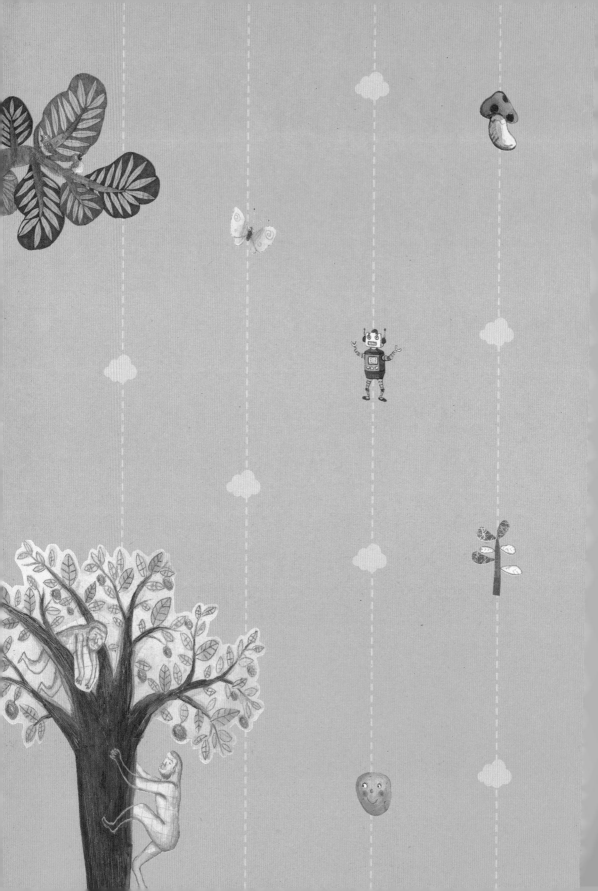

图画科学馆·生物

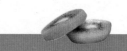

图画科学馆 生物 霍普金斯讲维生素

霍普金斯讲 维生素

[韩]金振国/著　[韩]具润美/绘　程　匀/译

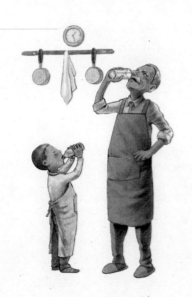

華夏出版社
HUAXIA PUBLISHING HOUSE

图书在版编目（CIP）数据

霍普金斯讲维生素 / [韩]金振国著；[韩]具润美绘；程匀译. —— 北京：华夏出版社, 2013.1
（图画科学馆）
ISBN 978-7-5080-7327-9

Ⅰ.①霍… Ⅱ.①金… ②具… ③程… Ⅲ.①维生素 – 少儿读物 Ⅳ.①R151.2-49

中国版本图书馆CIP数据核字（2012）第277254号

HOPKINS' DELICIOUS NUTRITIENT STORY
Copyright © AGAWORLD Co.,Ltd,2011
由韩国AGAWORLD公司于2011年首次出版

北京市版权局著作权登记号：图字 01-2012-7492

图画科学馆：霍普金斯讲维生素

作　　者	金振国	
绘　　画	具润美	
译　　者	程　匀	
责任编辑	吕　娜　陈　迪	

出版发行　华夏出版社
经　　销　新华书店
印　　刷　北京鑫富华彩色印刷有限公司
装　　订　北京鑫富华彩色印刷有限公司
版　　次　2013年1月北京第1版
　　　　　2013年1月北京第1次印刷
开　　本　710×1000　1/16开
印　　张　4
字　　数　15千字
定　　价　11.00元

华夏出版社　网址：www.hxph.com.cn 地址：北京市东直门外香河园北里4号 邮编：100028
若发现本版图书有印装质量问题，请与我社营销中心联系调换。电话：（010）64663331（转）

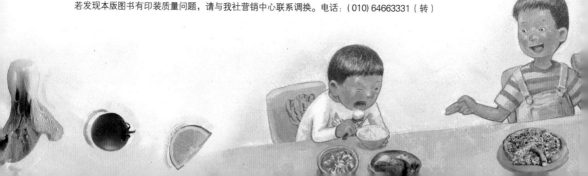

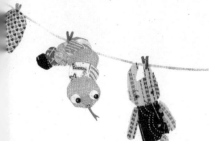

我是书的小主人

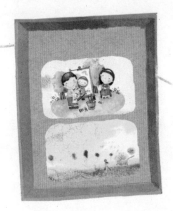

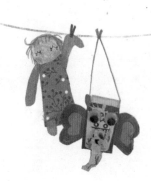

姓名 ....

年级 ....

写给小朋友的一封信

嗨，小朋友！

你好！

你是不是也和我一样，一直梦想着当一名科学家呢？你是不是看到生活中的许多现象都不理解，比如说，为什么船能浮在水面上不掉下去？为什么到了冬天水会结成冰？为什么我们长得像爸爸妈妈？为什么我们吃饭的时候不能挑食？这些知识我们怎么知道呢？为了考试看课本太枯燥了，有时候跑去问爸爸妈妈，他们摇摇头解释不清楚，这可怎么办呢？

现在，我们请来了世界闻名的大科学家来回答你的问题，有世界上最聪明的人爱因斯坦老师、被苹果砸到头发现万有引力的牛顿老师、第一位获得诺贝尔奖的女性居里夫人、发明了飞机的莱特兄弟……这些大科学家什么都知道。有什么问题，通通交给他们吧！

亲爱的小朋友，你准备好了吗？让我们一起去欣赏丰富多彩的科学大世界吧！

你的大朋友们

"图画科学馆"编辑部

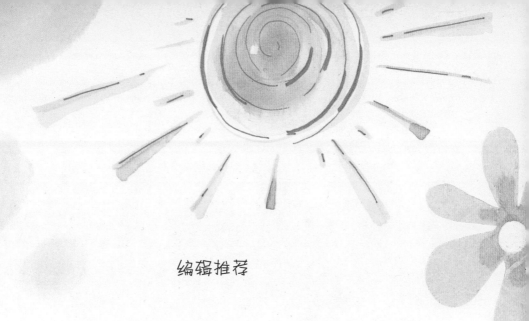

编辑推荐

　　小朋友的科学素养决定着他们未来的生活质量。如何培养孩子们对科学的兴趣，为将来的学习打下良好的基础呢？好奇心是科学的起点，而一本好的科普读物恰恰能通过日常生活中遇到的问题、丰富多彩的画面以及轻松诙谐的语言激发孩子们对科学的好奇心。

　　在"图画科学馆"系列丛书中，我们精心选择了28位世界著名的科学家，请他们来给小朋友们讲述物理、化学、生物、地理四个领域的科学知识。这个系列从孩子的视角出发，用贴近小朋友的语言风格和思维方式，通过书中的小主人公提问和思考，让孩子们在听科学家讲故事的过程中，在轻松有趣的氛围中，不知不觉就学到了物理、生物、化学、地理方面的科学知识，激发孩子们对科学的好奇心和探索精神。

　　让这套有趣的科学图画书陪孩子思考，陪孩子欢笑，陪孩子度过快乐的童年时光吧！

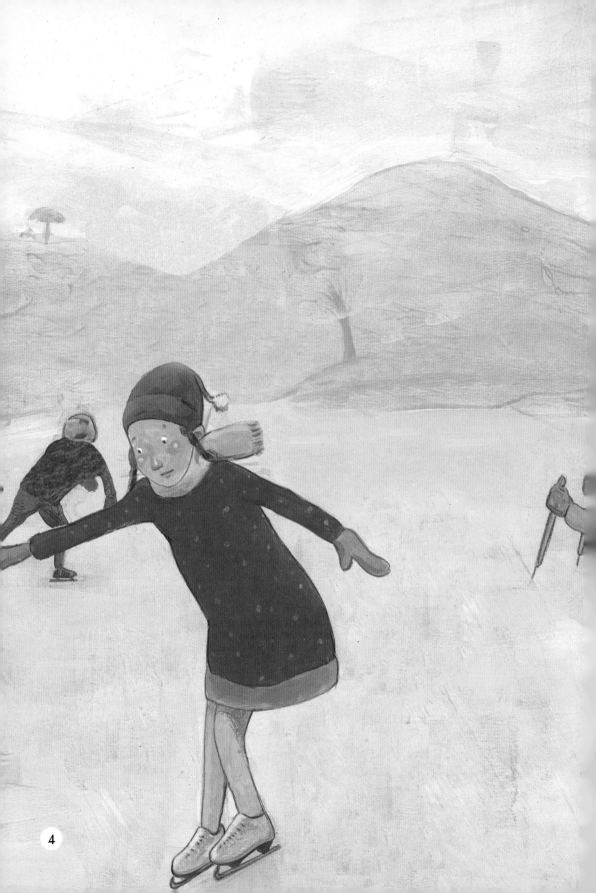

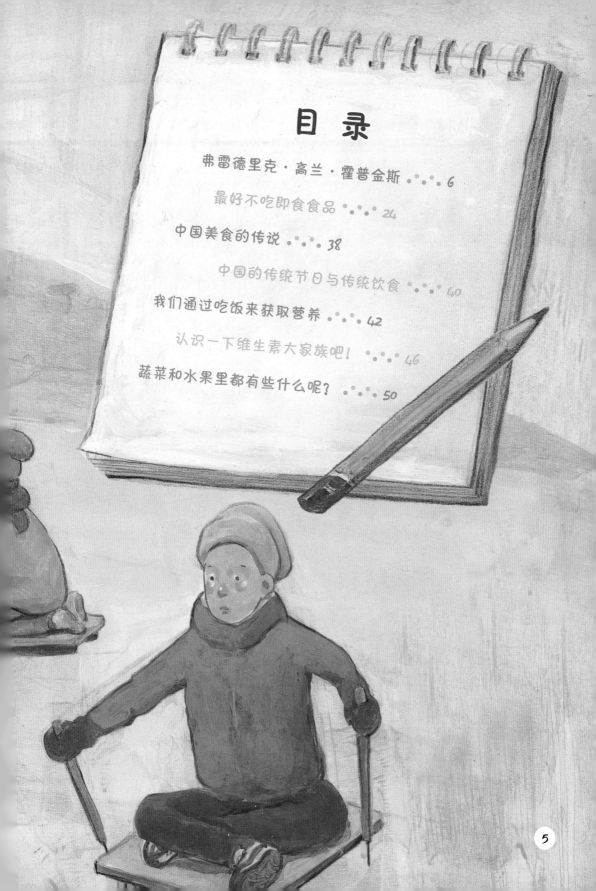

目　录

弗雷德里克·高兰·霍普金斯

（1861—1947）

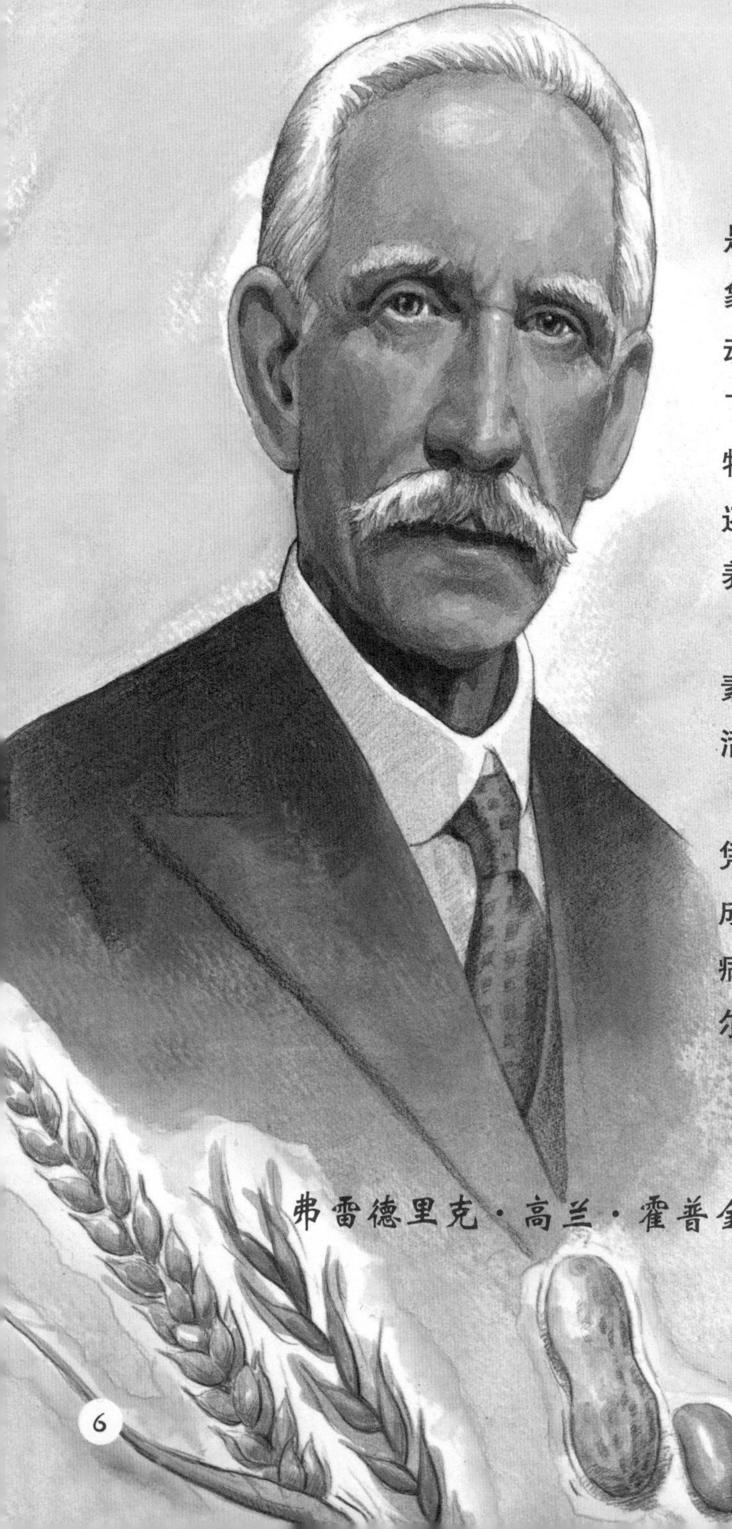

霍普金斯生于英国，是一位研究生物体体内现象的生物学家。他发现，动物体生存的必要物质除了大家都知道的碳水化合物、脂肪和蛋白质之外，还有一种叫做维生素的营养物质。

他还进一步证明维生素对生物体体内的一系列活动都有着促进的作用。

1929年，霍普金斯凭借"缺乏维生素B_1会造成四肢疼痛，并引发脚气病"这一发现获得了诺贝尔生理学或医学奖。

弗雷德里克·高兰·霍普金斯

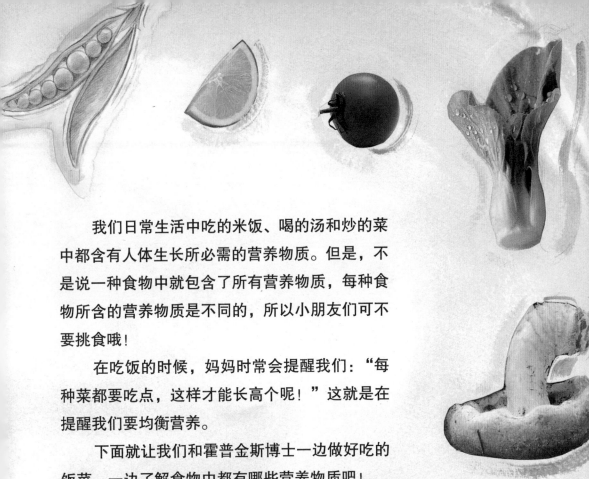

　　我们日常生活中吃的米饭、喝的汤和炒的菜中都含有人体生长所必需的营养物质。但是，不是说一种食物中就包含了所有营养物质，每种食物所含的营养物质是不同的，所以小朋友们可不要挑食哦！

　　在吃饭的时候，妈妈时常会提醒我们："每种菜都要吃点，这样才能长高个呢！"这就是在提醒我们要均衡营养。

　　下面就让我们和霍普金斯博士一边做好吃的饭菜，一边了解食物中都有哪些营养物质吧！

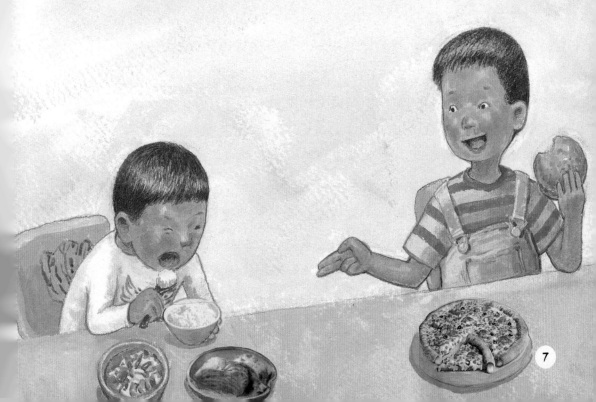

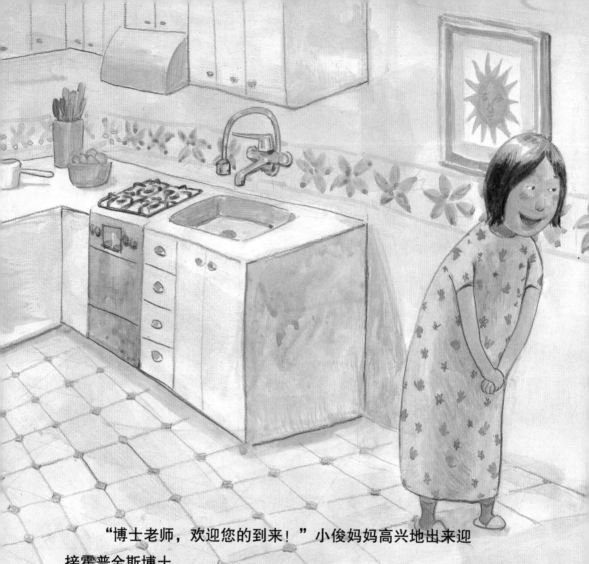

　　"博士老师，欢迎您的到来！"小俊妈妈高兴地出来迎接霍普金斯博士。

　　"您好！"小俊也和霍普金斯爷爷打了个招呼。

　　"嗯，我听说过你，你就是那个妈妈经常提到的偏食的小俊吧？以后吃饭的时候要争取每样食物都吃些哦！"

　　"可是我不爱吃，怎么咽得下去呢？"

　　"均衡饮食才能长个大高个，身体才会变得结实。要不今天来尝尝我的手艺！我一边做菜，一边给你们讲讲为什么要均衡饮食吧！"霍普金斯博士像妈妈那样围起了围裙。

　　"哇！真的吗？太好啦！"小俊也兴奋地学着博士的样子系上了围裙。

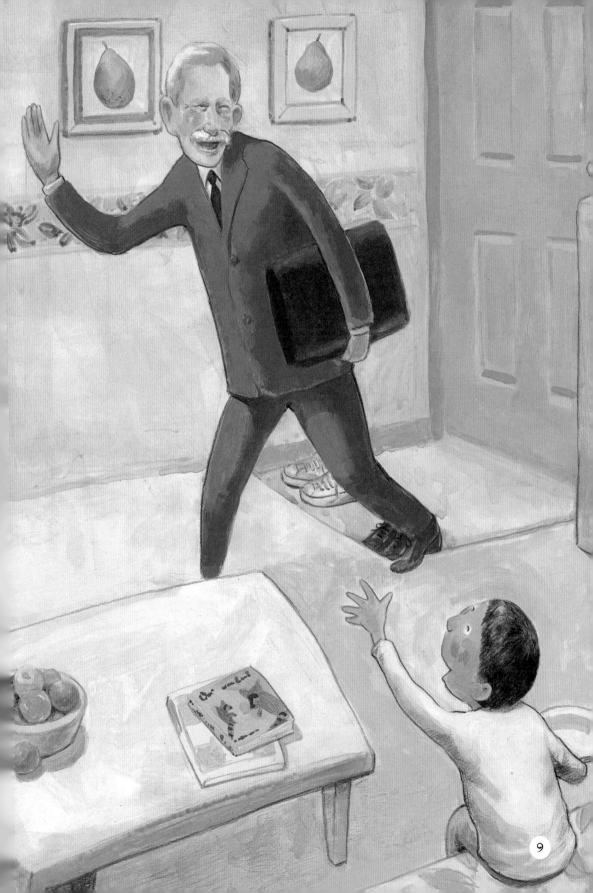

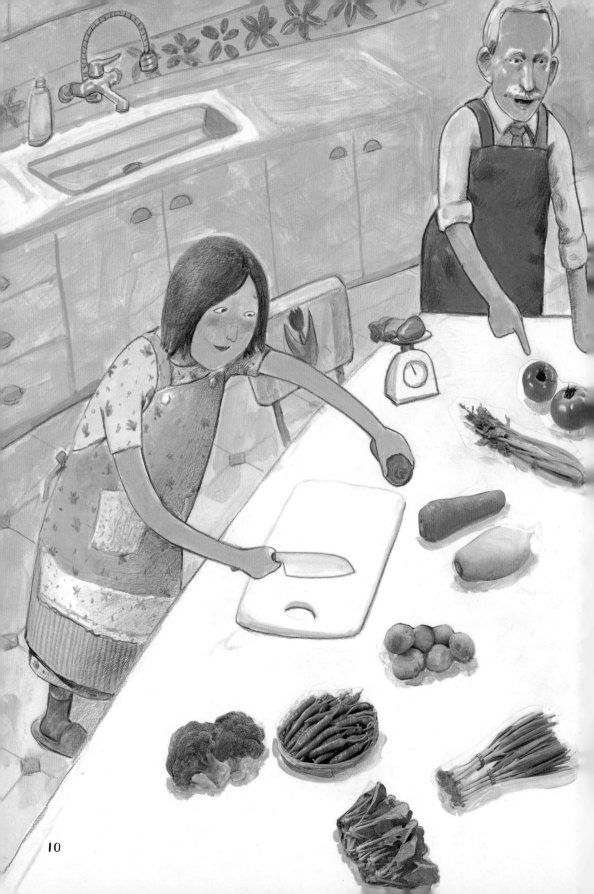

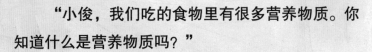

"小俊，我们吃的食物里有很多营养物质。你知道什么是营养物质吗？"

"嗯……我听过这个词，但是确切的意思我不是太明白。"

"营养物质就是我们身体生长所必需的物质。我们一起来看看食物中都包含哪些营养物质吧。"

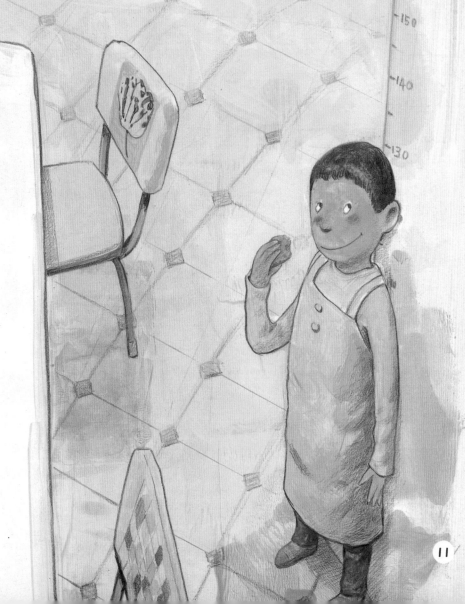

妈妈一边淘米，一边说："我觉得日常饮食中最不能缺的就是大米。"

霍普金斯博士听了妈妈的话，也点了点头说："大米中含有碳水化合物这种营养物质。碳水化合物大量存贮在大米、大麦、小麦等谷物，以及土豆、红薯和玉米中。小俊喜欢的糖果、巧克力和饼干中也有碳水化合物呢。"

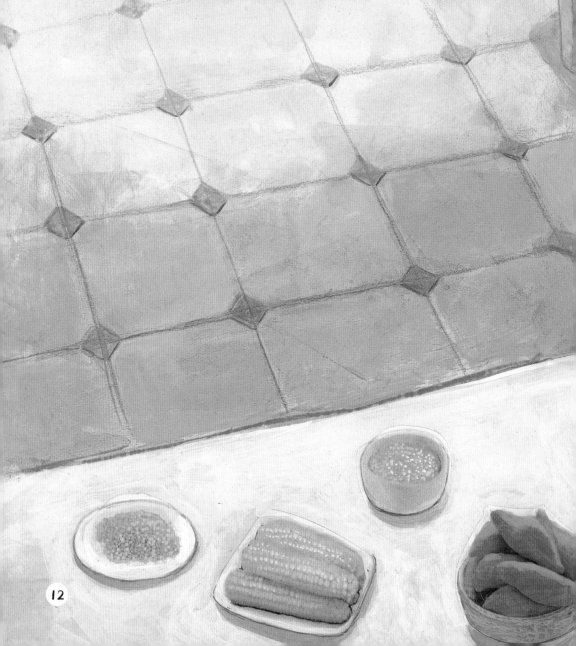

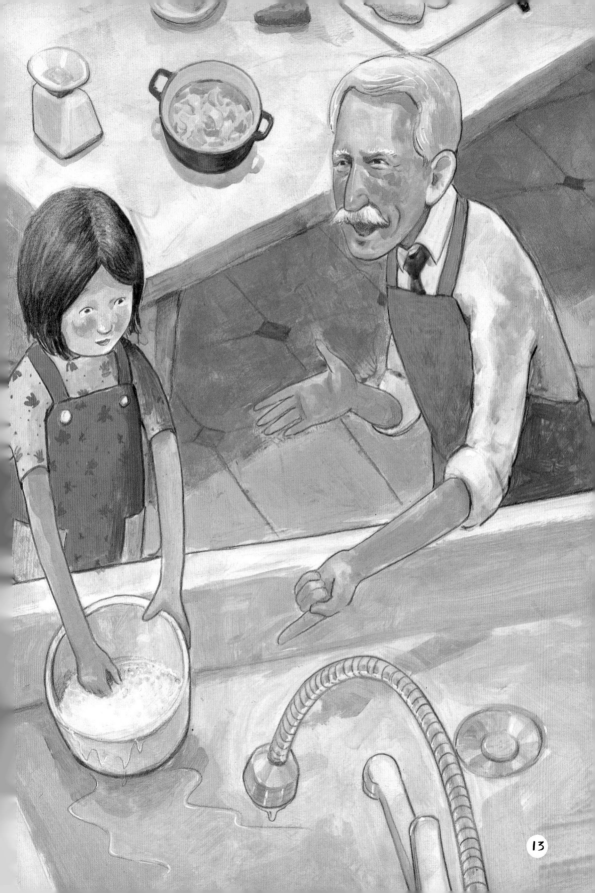

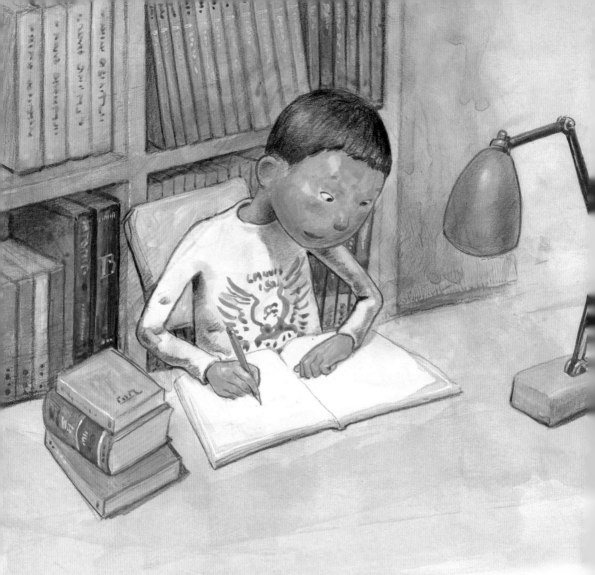

"碳水化合物能做些什么呢？"小俊拿起一个土豆，边看边问。

"碳水化合物能为人体提供能量。有了能量，小俊学习或运动的时候才会干劲十足。"

"嗯，明白了！如果我们不吃饭就会觉得浑身没有力气。"

"对！特别是早饭，一定要吃好。如果早上身体里就缺乏碳水化合物，那么一整天人都会没精神。"

听了博士这番话，小俊暗下决心，以后早上再也不会为不吃早饭而想方设法找各种借口了。

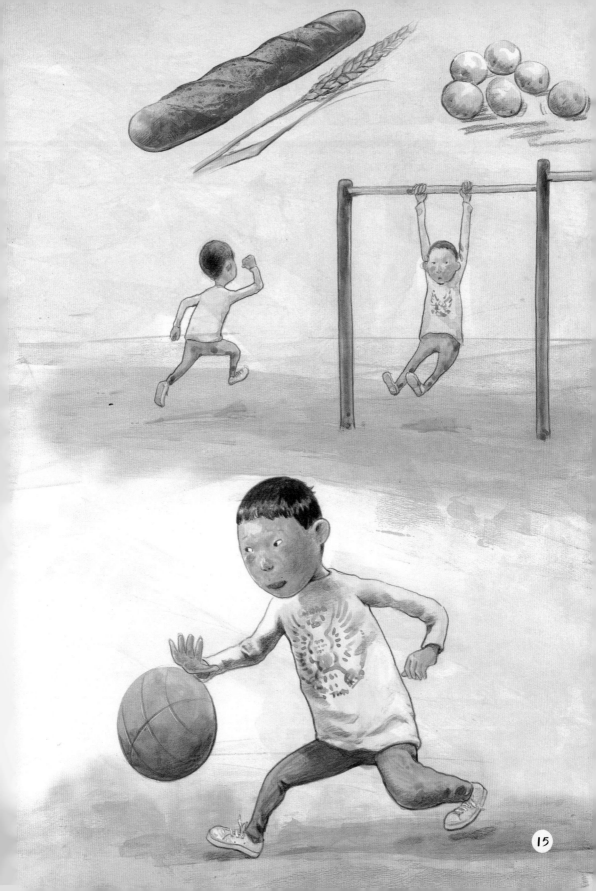

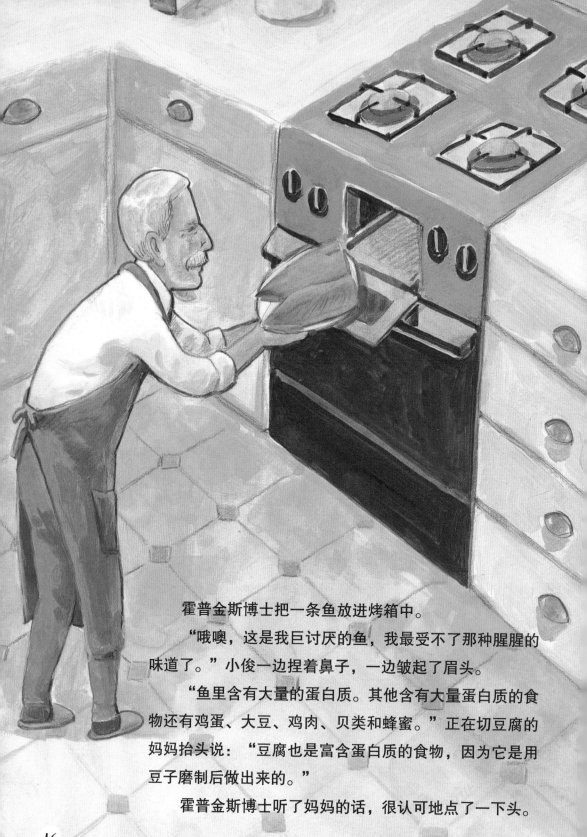

霍普金斯博士把一条鱼放进烤箱中。

"哦噢，这是我巨讨厌的鱼，我最受不了那种腥腥的味道了。"小俊一边捏着鼻子，一边皱起了眉头。

"鱼里含有大量的蛋白质。其他含有大量蛋白质的食物还有鸡蛋、大豆、鸡肉、贝类和蜂蜜。"正在切豆腐的妈妈抬头说："豆腐也是富含蛋白质的食物，因为它是用豆子磨制后做出来的。"

霍普金斯博士听了妈妈的话，很认可地点了一下头。

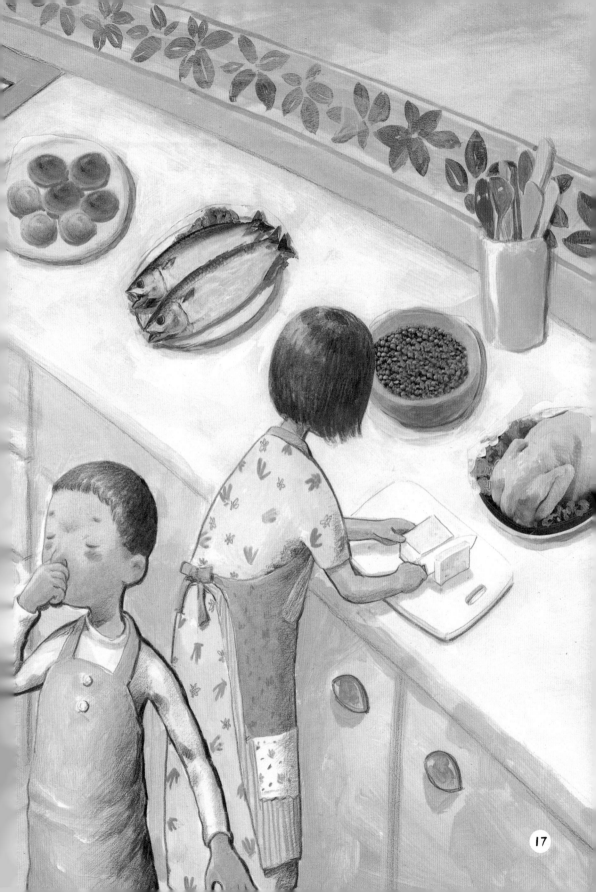

17

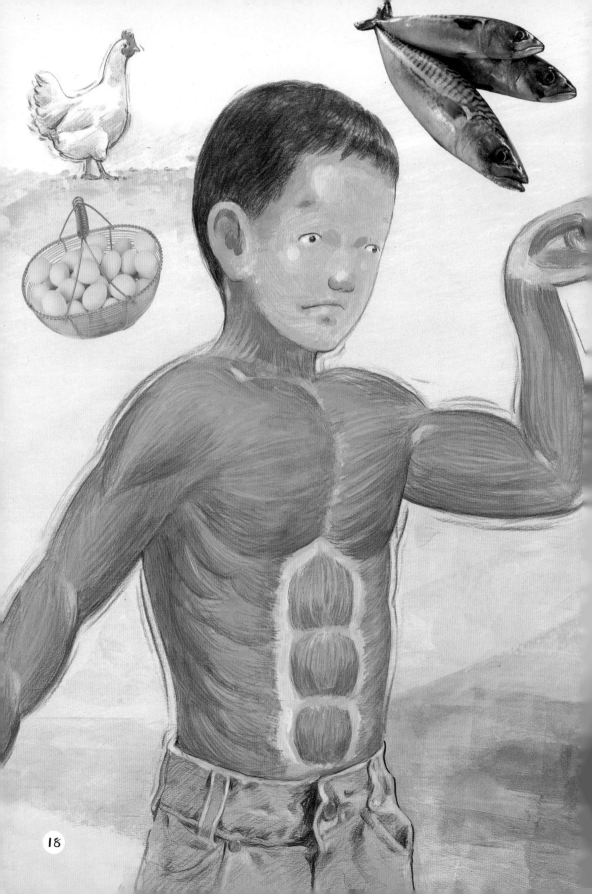

霍普金斯博士又开始耐心地介绍蛋白
质的功效。

　　"蛋白质是一种人体所必需的重要营养
物质。我们的皮肤、手指、脚趾、头发和肌肉的生长都离不开它。"

　　"如果不吃鱼或大豆等富含蛋白质的食物，我会怎么样呢？"

　　"那你的头发肯定会变得没有光泽，而且皮肤会变得粗糙。因
为蛋白质是构成血液和肌肉的重要物质。小俊你现在正是长身体的时
候，也是最需要蛋白质的时候。"

　　不爱吃鱼和大豆的小俊好后悔啊！他担心自己以后个子长不高。
要知道，小俊的理想可是长大后成为像姚明那样的篮球运动员啊！

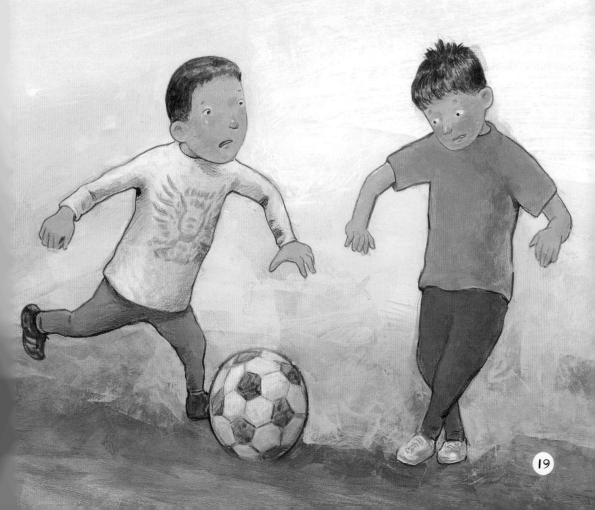

19

妈妈把油倒进平底锅里，开始煎豆腐。

"哇，好香啊。博士爷爷，炒菜的油里也有营养物质吗？"小俊抬起头来问霍普金斯。

"当然喽。香油、豆油、白苏籽油里都含有脂肪这种营养物质。此外，核桃、松子、花生等坚果类食物中也含有很多脂肪。"

"脂肪在我们的身体里都做些什么呢？"

"脂肪就像一件皮衣，能够在寒冷的天气里保持我们身体的温度，特别是在冬天，我们就是靠脂肪来战胜严寒的。脂肪还能保护我们体内的心脏、肺和肾等器官。"

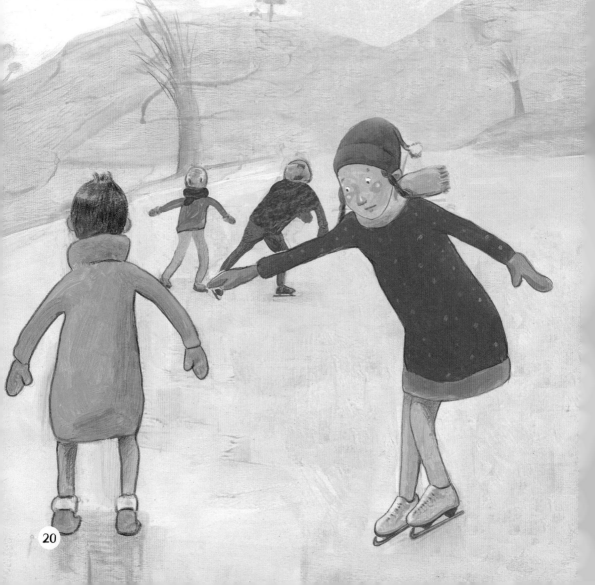

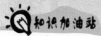

坚果类食物有益健康

核桃、花生、松子、杏仁等坚果类食物中含有大量对身体有益的脂肪，能起到预防心脏病和提高智力的作用。坚果类食物中还含有调节人体机能的蛋白质、无机盐和维生素等。常吃坚果能预防生疮和肿瘤。

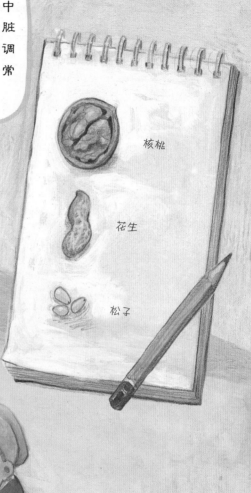

核桃

花生

松子

妈妈把煎好的金黄色豆腐盛了出来，又往用来蘸豆腐的酱油汁里倒了一滴香油，瞬时间香味弥漫了整间屋子。

　　"虽然我不喜欢吃大豆、豆腐等含有蛋白质的食物，但我喜欢吃核桃和花生这些含有脂肪的食物。我最喜欢吃油炸虾仁！"

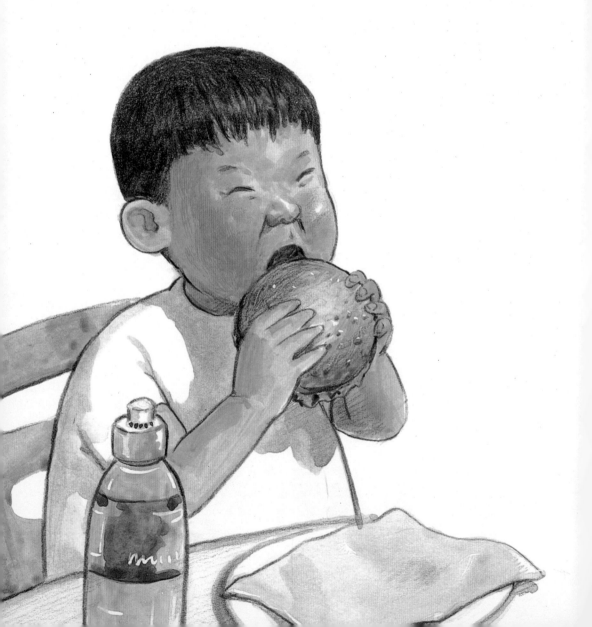

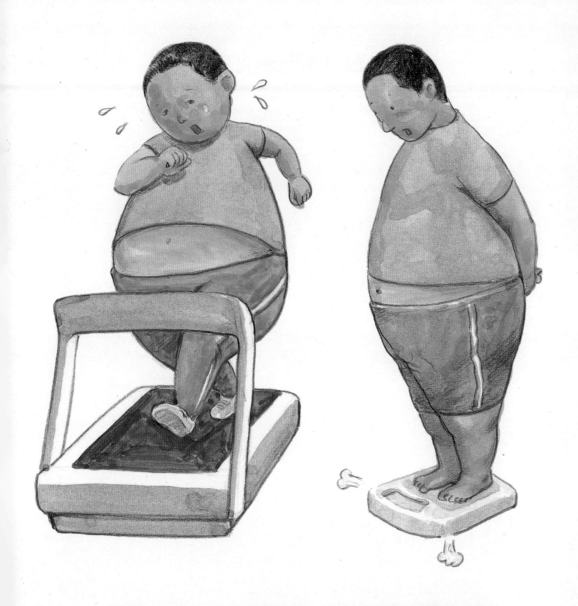

　　霍普金斯博士马上叮嘱小俊："小俊你要注意啊，即使喜欢也不能吃太多含脂肪多的食物，因为摄入过多脂肪会导致肥胖，那样你不仅无法成为篮球运动员，更严重的话还会造成血液不流通，血管堵塞，从而引发更多的疾病。"

最好不吃即食食品

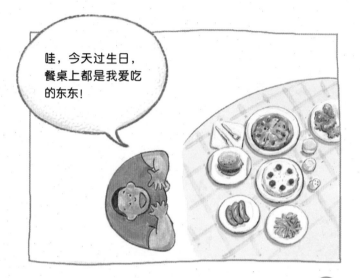

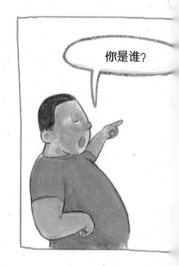

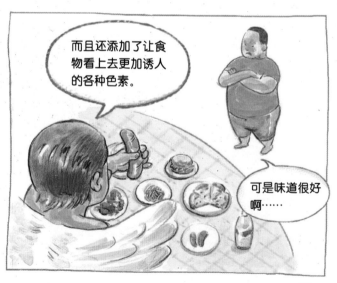

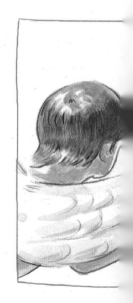

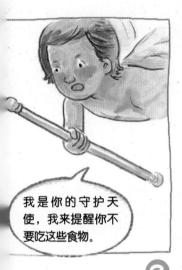

我是你的守护天使，我来提醒你不要吃这些食物。

2

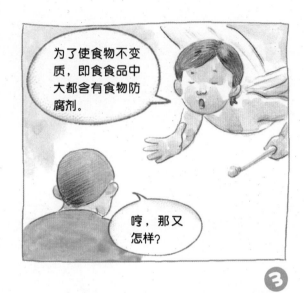

为了使食物不变质，即食食品中大都含有食物防腐剂。

哼，那又怎样？

3

即食食品会导致肥胖或皮肤病，严重的还会导致癌症。

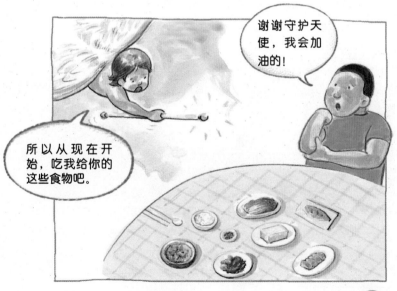

谢谢守护天使，我会加油的！

所以从现在开始，吃我给你的这些食物吧。

5

6

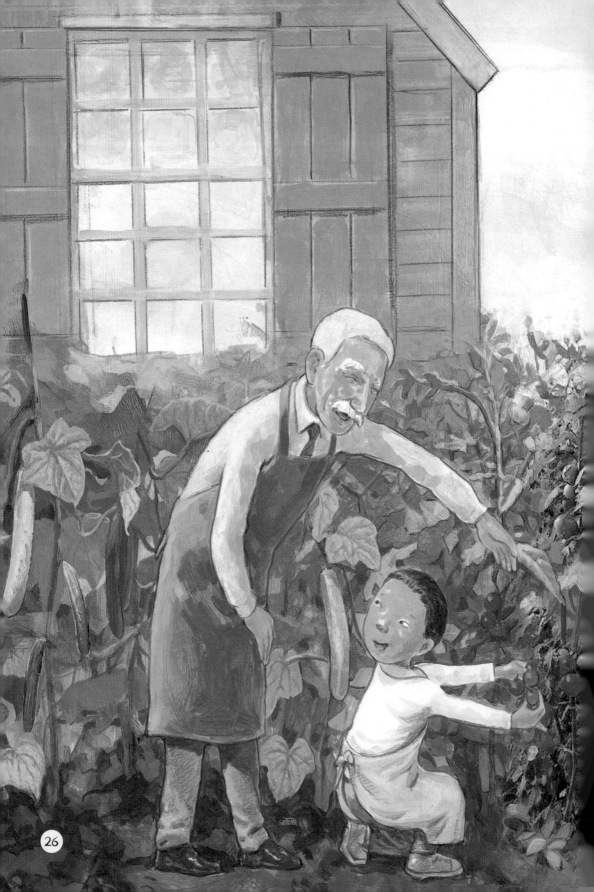

煎完豆腐，妈妈又开始准备紫菜包饭了。

小俊和霍普金斯博士一起去后院摘黄瓜。

后院里种着生菜、黄瓜、葱和小西红柿。

"这里真是个维生素园啊！"

"呵呵，真搞笑！明明是菜园，您怎么说是维生素园呢？"

"因为蔬菜和水果里含有丰富的维生素，菜园不就是维生素园吗？告诉你一个小秘密哦，维生素这种物质就是我发现的。"

"真的吗？您是怎么发现的呀？"

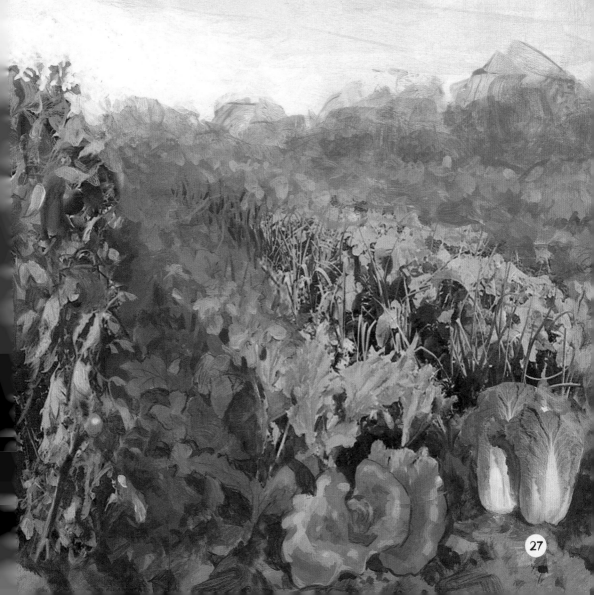

"19世纪时，航海远行的船员们很难吃到新鲜的蔬菜和水果。即使出发时储备很多的新鲜蔬菜和水果，过不了几天也都腐烂变质了，所以船上的人只能吃白米饭。时间长了，船员们发现自己的牙齿非常容易出血，常常觉得浑身有气无力，有时甚至会晕倒。所以我想，除了碳水化合物、脂肪和蛋白质外，肯定还存在着一种人体所必需的营养物质。"

"我知道了！这种营养物质就是维生素！"

小俊拎着装满黄瓜的篮子向厨房走去。

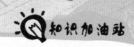

维生素可溶于水或油

维生素分为水溶性维生素和脂溶性维生素两种。水溶性维生素可在水中溶解，主要有维生素B和维生素C等；脂溶性维生素可在油中溶解，主要有维生素A、D、E等。如果我们身体里缺少维生素B_1，就会得脚气病或神经麻痹，严重的还会导致精神疾病。如果缺少维生素A，会导致夜盲症（在光线暗的地方看不清东西）。

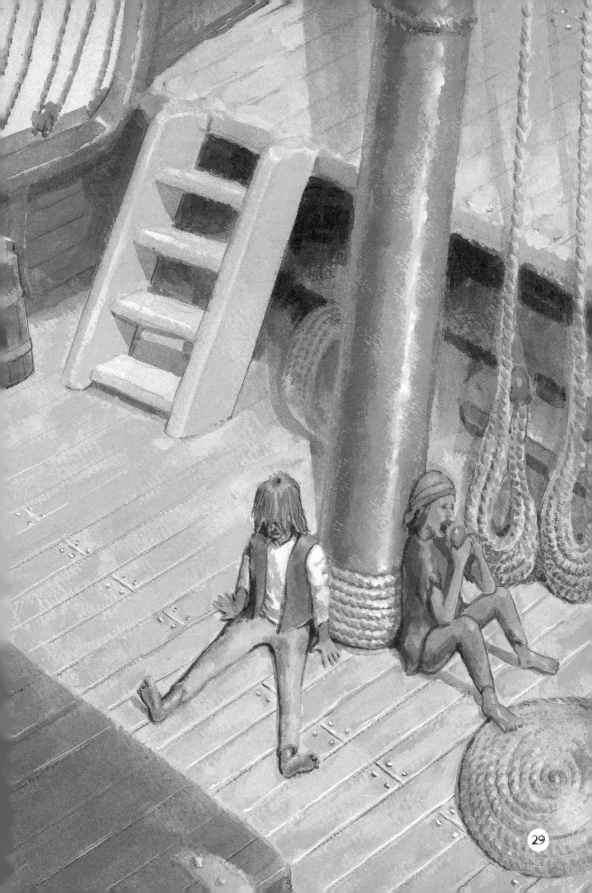

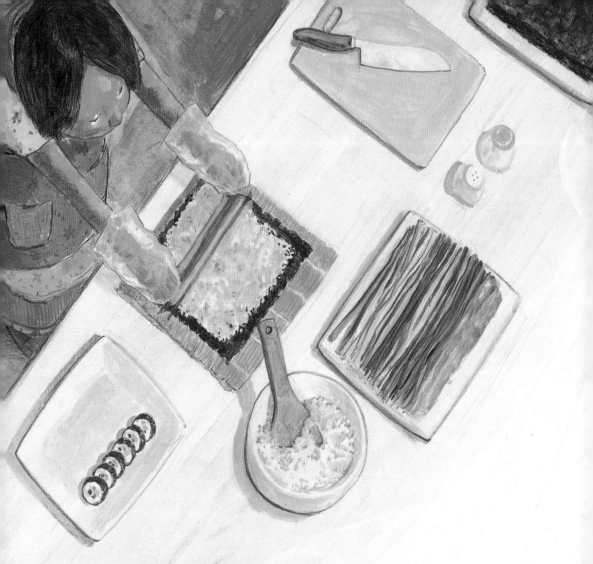

　　妈妈先在紫菜上铺了一层米饭，然后再把菠菜、黄瓜、蛋皮等卷在里面，这样，美味的紫菜包饭就做好了。

　　接下来，妈妈把泡好的海带用刀切了几下，放进炒锅里，滴了几滴香油后快速翻炒。

　　"博士老师，海带里都有哪些营养物质呢？"

　　"海生植物如海带、裙带菜和紫菜中都含有一种叫做无机盐的营养物质。鱼和鸡蛋里也有无机盐。"

　　妈妈将海带翻炒了几下，又放了些红蛤在锅里，然后加上水煮开。

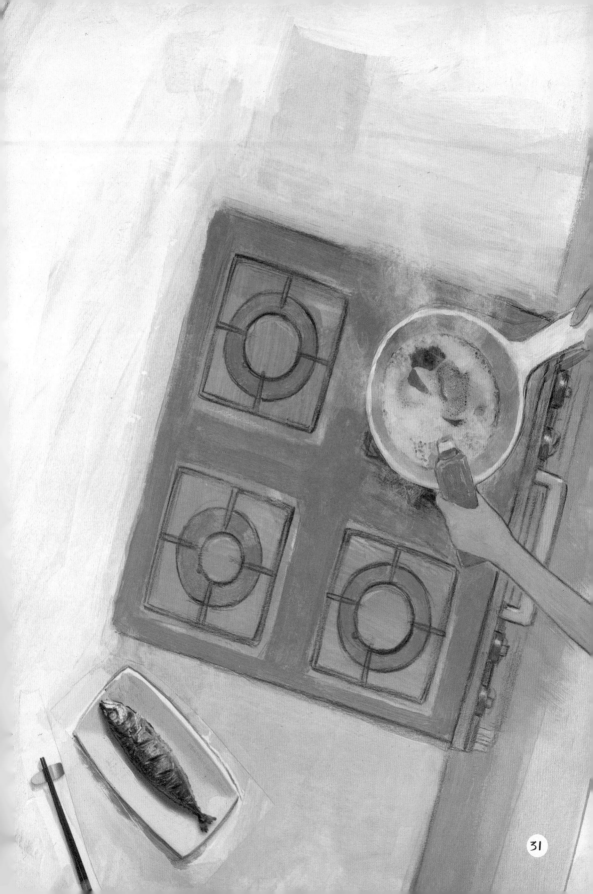

"无机盐中包含一种非常重要的营养物质——钙。你知道哪些食物中含有丰富的钙吗？"

　　"我知道，牛奶和鳀鱼里有很多钙。奶奶的身子骨不太好，老爱腿疼，所以上次妈妈让我给奶奶带了好多牛奶和鳀鱼做的小菜，说是给奶奶多补补钙。"

　　妈妈摸着小俊的头说："是啊，无机盐能使骨骼和牙齿更加强健，增加肌肉力量，还能防止伤口出血过多。"

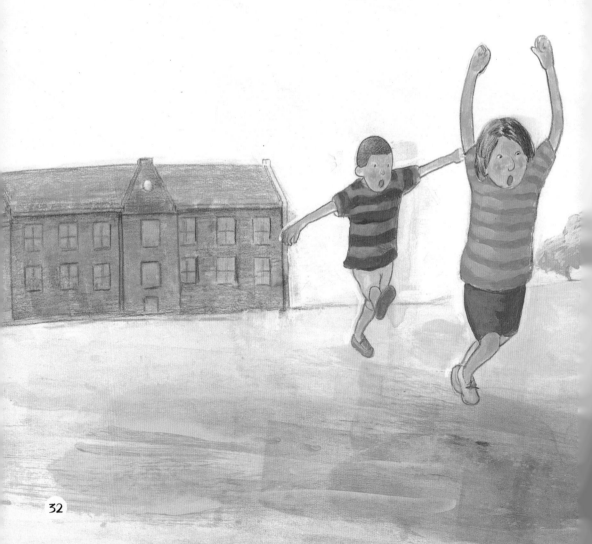

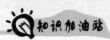

人体必需的物质——无机盐

　　无机盐和蛋白质、脂肪、碳水化合物、维生素一样，都是人体所必需的营养物质。它包括钙、钾、钠、镁、铁、铜、锌等微量元素。缺钙会导致骨质疏松，容易骨折，并且骨折后不容易痊愈；缺钾会导致肌肉麻痹；缺铁或铜会引起贫血和眩晕。

牛奶

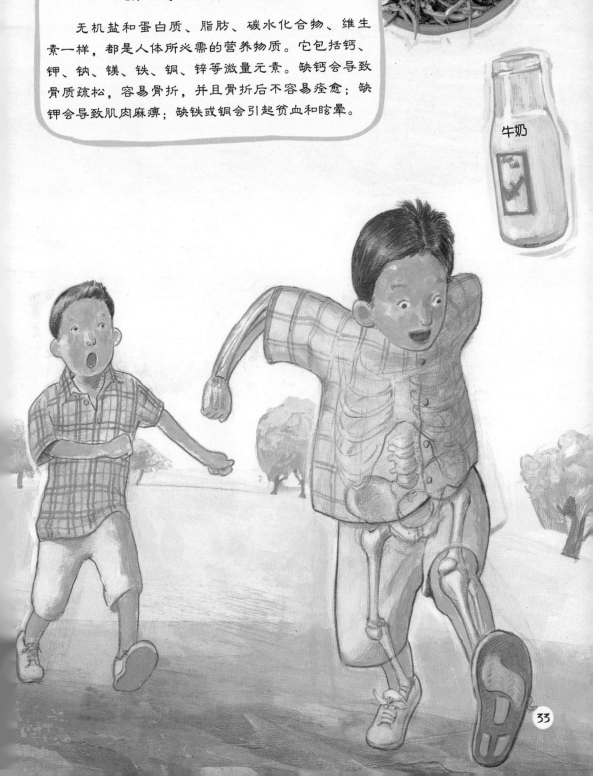

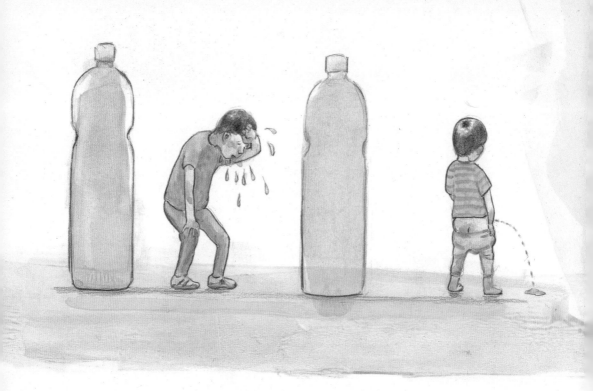

　　"在厨房里做饭真热啊，博士请喝杯水吧。"

　　霍普金斯博士喝完水，放下杯子说："水也是人体不可缺少的营养物质。人体中水的含量达到70%以上，通过食物摄取的营养物质需要通过水才能输送到我们全身。身体内的废物通过小便或汗液排出体外，也是水的功劳。"

　　"那我们一天要喝多少水呢？"

　　"人体每天通过小便或汗液排出体外的水分大概有两公升，所以我们至少也要喝两公升水才行。"

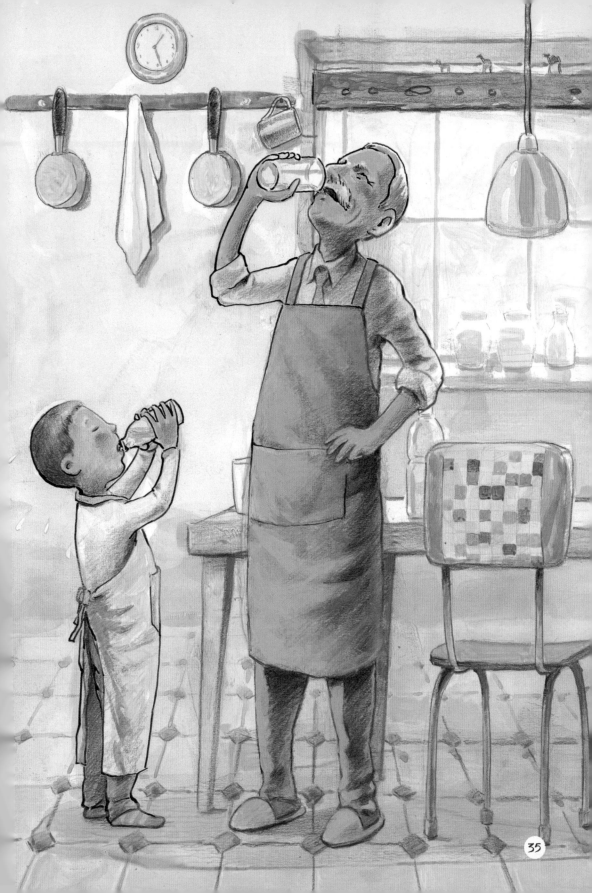

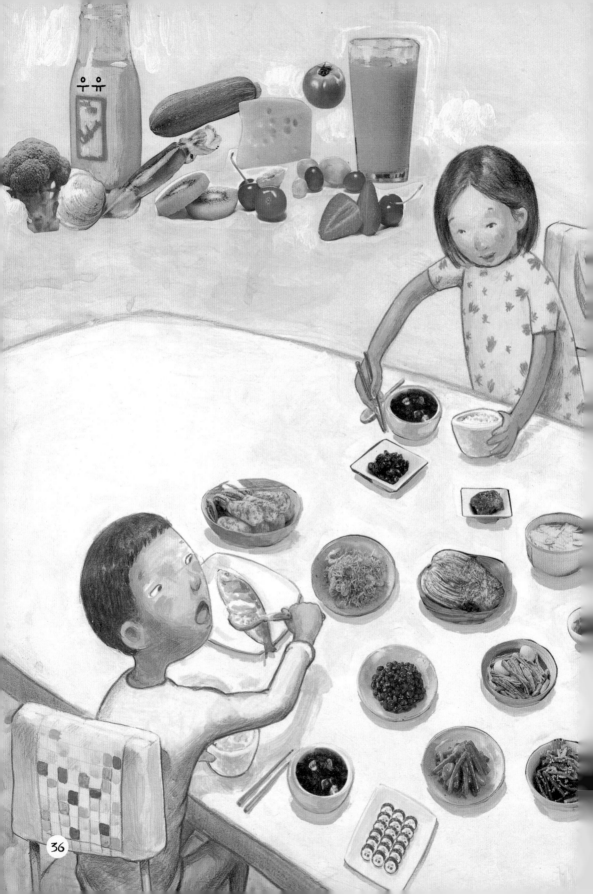

香喷喷的饭菜终于准备好了。

妈妈、小俊和霍普金斯博士围坐在了餐桌旁。

小俊夹了一筷子鱼肉放在米饭上，说："我在吃碳水化合物和蛋白质。"接着他又喝了一勺海带汤，满足地说，"这一口把无机盐、蛋白质和脂肪都吃到肚子里了。"

霍普金斯博士和妈妈听后大笑不已。

"哎呀，多亏了霍普金斯博士！现在看来，小俊以后吃饭不会再挑食了。这不，他都已经学会平衡营养了呢。"

三个人津津有味地吃着精心制作的饭菜，感觉真是好极了。

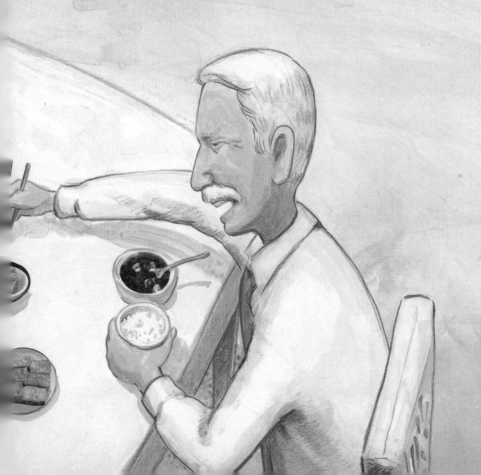

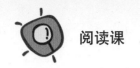

中国美食的传说

　　中国的饮食文化博大精深，许多传统名菜或者小吃背后都有一段故事或者传说，这些流传至今的故事给我们的美食蒙上了一层传奇色彩。

西安牛羊肉泡馍

　　牛羊肉泡馍是土生土长的西安美食。俗话说得好，到西安，看秦始皇兵马俑，品羊肉泡馍。陕西的羊肉泡馍得名不仅是因为好吃，还和一位皇帝有关呢。

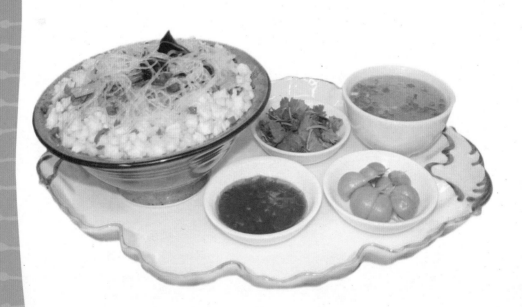

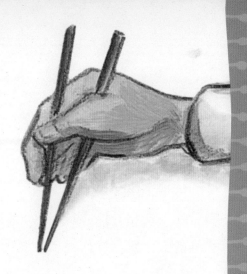

　　相传，宋太祖赵匡胤在没有当上皇帝前，生活贫困。一天在他流落长安（今西安市）街头时，身上只剩下两块干馍。路边有一位羊肉铺店主让他把馍掰碎，浇了一勺滚烫的羊肉汤给他把馍泡了泡。赵匡胤大口吃了起来，吃得全身发热，立刻不饿也不冷了。

　　后来，赵匡胤当了北宋的开国皇帝。有一次他出巡长安，路过当年那家羊肉铺，于是下令停车，命店主做一碗和当年一样的羊肉汤泡馍。店主灵机一动，将未发酵的面烙的饼子掰得碎碎的，浇上羊肉汤又煮了煮，放上几大片羊肉，精心配好调料，然后端给了皇上。赵匡胤吃后大加赞赏。这事不胫而走，传遍长安，特意赶来吃羊肉汤泡馍的人越来越多，一道长安的独特风味食品就流传开来了。

中国的传统节日与传统饮食

俗话说，"民以食为天"。中国人对饮食方面颇有研究，早就有"食不厌精，脍不厌细"之说。传统节日中的特色饮食，便是将中国的文化精髓发挥到了淋漓尽致的地步。

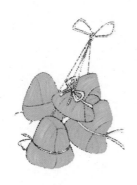

粽子和屈原的故事

进入初夏后，第一个重要的节日就是农历五月初五的端午节，在这一天必不可少的食品便是粽子。传说这一天是为了纪念伟大的爱国诗人屈原。

公元前340年，爱国诗人、楚国大夫屈原，面临亡国之痛，在五月五日悲愤地怀抱大石投入了汨罗江。传说屈原投江后，汨罗江附近的渔民闻讯立即驾渔舟赶来抢救。这里的人民担心屈原的遗体被鱼吃掉，就用竹简装米丢在水里，让鱼去吃，免得伤害他。东汉初年(公元1世纪)，长沙有个叫殴回的人，白天睡觉时梦见屈原对他说："听说你要来祭我，我很感谢你。可是，每年大家投在水中的祭米都被蛟龙抢走

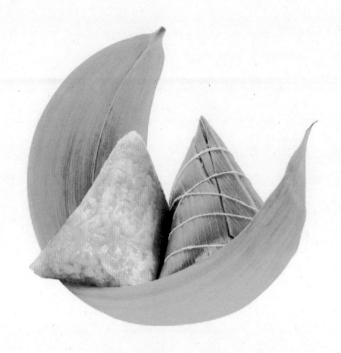

　　吃了。希望你用楝树叶把竹筒塞好，外面用五色丝线缠起来，因为蛟龙怕这些东西。"殴回就照他的话去做。这大概就是五月五日——端午节家家户户都包粽子的由来。

　　一直到今天，每年五月初，中国百姓家家都要浸糯米、洗粽叶、包粽子，其花色品种更为繁多。从馅料看，北方多包小枣的北京枣粽；南方则有豆沙、鲜肉、火腿、蛋黄等多种馅料。吃粽子的风俗，在中国流传了千百年，而且还流传到朝鲜、日本及东南亚诸国。

我们通过吃饭来获取营养

通过前面的阅读，我们了解到了食物对身体所起到的作用。仔细想想，我们肚子饿的时候和吃饱的时候，身体都有哪些不同？

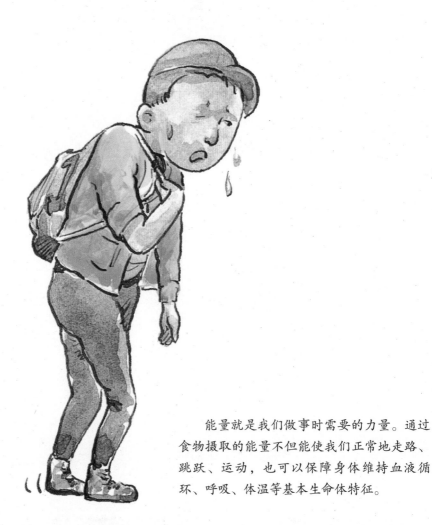

能量就是我们做事时需要的力量。通过食物摄取的能量不但能使我们正常地走路、跳跃、运动，也可以保障身体维持血液循环、呼吸、体温等基本生命体特征。

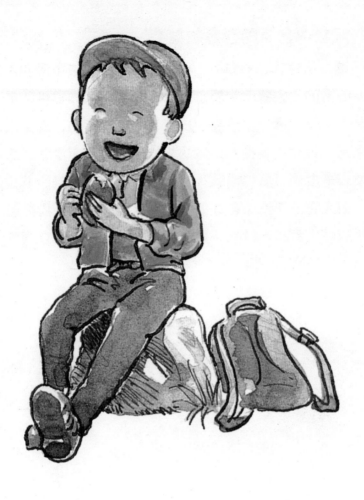

吃饭才会有力气

我们在饿的时候，肚子会咕噜咕噜地叫，整个人也会变得有气无力。吃饭以后，我们身体有力气了，心情也变好了。就像汽车需要汽油一样，人要想有力气，也需要食物，因为食物里含有人体所必需的各种营养物质。我们通过食物摄取的营养为人体提供能量，保证我们正常的呼吸、消化和运动，维持一定的体温。一个成年人一天大概需要摄取2000~2500卡路里的能量。

食物中含有的营养物质

碳水化合物、蛋白质、脂肪、无机盐、维生素和水是人体所必需的六大营养物质。碳水化合物为人体提供能量；脂肪除了提供能量外，还能在皮下形成皮下脂肪，维持人体体温恒定；蛋白质是构成人体组织的重要成分，皮肤、肌肉、头发都是由蛋白质构成的；维生素和无机盐可以调节人体机能，因为它们无法储存在体内，所以人体每天都需要摄取一定量的维生素和无机盐；人体的70%都是水，它起到维持正常循环和排泄的作用。

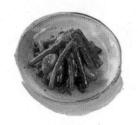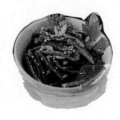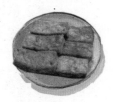

均衡饮食很重要

可以作为主食的碳水化合物有很多，如面包、白薯、土豆或水果。肉、鱼、蛋、豆类、豆腐等食物中含有大量的蛋白质。肉、鱼、黄油、奶酪、牛奶、花生含有丰富的脂肪。虽然维生素的需求量不大，但是它们起着调节人体机能的重要作用。维生素C大量存在于蔬菜和水果中，牛奶和胡萝卜里则含有丰富的维生素A，此外，鱼、蛋、牛奶里还含有大量的维生素D。钙、铁、钠等物质叫做无机盐，牛奶和鳀鱼里含有很多钙质，鸡蛋黄、牛肉、牛肝中则有着丰富的铁元素。

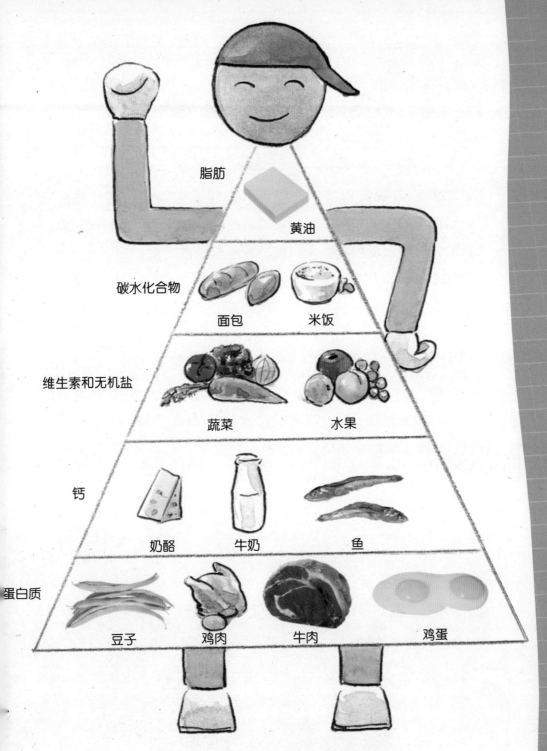

脂肪

黄油

碳水化合物

面包　　　米饭

维生素和无机盐

蔬菜　　　水果

钙

奶酪　　牛奶　　　鱼

蛋白质

豆子　　鸡肉　　牛肉　　　鸡蛋

人体所必需的各种营养物质及食品

认识一下维生素大家族吧！

维生素A（视黄醇）——眼睛的朋友

功能：与视觉有关，并能维持黏膜正常功能，调节皮肤状态。帮助人体生长和组织修补，对眼睛保健很重要，能抵御细菌以免感染，保护上皮组织健康，促进骨骼与牙齿发育。

缺乏症：夜盲症、眼球干燥、皮肤干燥。

主要食物来源：胡萝卜、绿叶蔬菜、蛋黄及动物肝脏。

维生素B₁（硫胺素）——抗脚气病营养素

功能：强化神经系统，保证心脏正常活动。促进碳水化合物的新陈代谢，能维护神经系统健康，稳定食欲，刺激生长以及保持良好的肌肉状况。

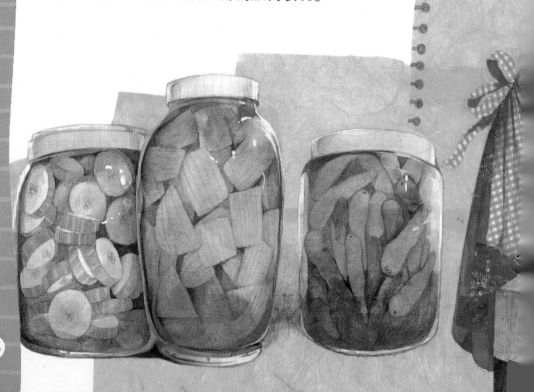

缺乏症：情绪低落、肠胃不适、手脚麻木、脚气病。

主要食物来源：糙米、豆类、牛奶、家禽。

维生素B₂（核黄素）

功能：维持眼睛视力，防止白内障，维持口腔及消化道黏膜的健康。促进碳水化合物、脂肪与蛋白质的新陈代谢，并有助于形成抗体及红细胞，维持细胞呼吸。

缺乏症：嘴角开裂、溃疡，口腔内黏膜发炎，眼睛易疲劳。

主要食物来源：动物肝脏、瘦肉、酵母、大豆、米糠及绿叶蔬菜。

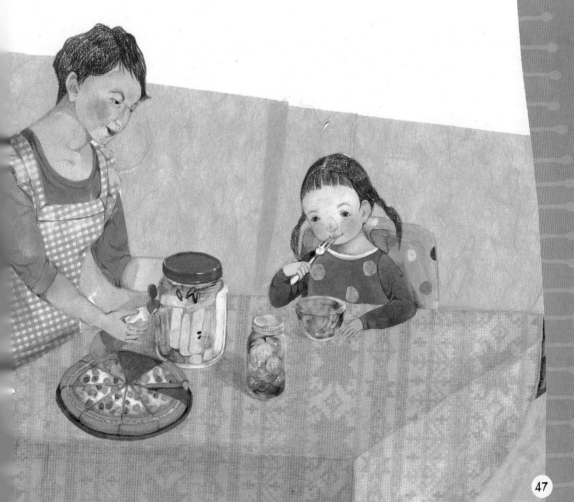

维生素B₆

功能：保持身体及精神系统正常工作，维持体内钠、钾成分的平衡，制造红细胞。调节体液，增进神经和骨骼肌肉系统正常功能，是天然的利尿剂。

缺乏症：贫血、抽筋、头痛、呕吐、暗疮。

主要食物来源：瘦肉、果仁、糙米、绿叶蔬菜、香蕉。

维生素B₉（叶酸）——来自绿叶的营养素

功能：制造红细胞及白细胞，增强免疫能力。

缺乏症：舌头红肿、贫血、消化不良、疲劳、头发变白，记忆力衰退。

主要食物来源：蔬菜、肉、酵母等。

维生素C（抗坏血酸）

功能：对抗游离基、有助于防癌；降低胆固醇，加强身体免疫力，防止坏血病。

缺乏症：牙龈出血，牙齿脱落；毛细血管脆弱，伤口愈合缓慢，皮下出血等。

主要食物来源：水果（特别是橙类）、绿色蔬菜、番茄、马铃薯等。

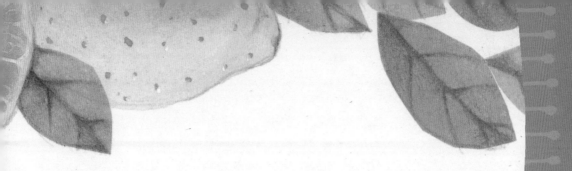

维生素D——壮骨的卫士

功能：协助钙离子运输，帮助小孩牙齿及骨骼发育；补充成人骨骼所需要的钙质，防止骨质疏松。

缺乏症：小孩软骨病、食欲不振、腹泻等。

主要食物来源：鱼肝油、奶制品、蛋。

维生素E（生育酚）——保持青春的营养素

功能：抗氧化，有助于防癌。

缺乏症：红细胞受破坏、神经受损害、营养性肌肉萎缩等。

主要食物来源：植物油、深绿色蔬菜、牛奶、蛋、动物肝脏、麦、果仁。

维生素K——止血的大功臣

功能：与凝血作用相关，许多凝血因子的合成与维生素K有关。

缺乏症：体内不正常出血。

主要食物来源：卷心菜、菜花、西兰花、蛋黄、动物肝脏、稞麦等。

蔬菜和水果里都有些什么呢？

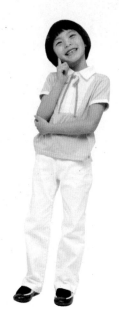

　　蔬菜和水果里含有大量的维生素和无机盐，所以我们应该尽量多吃些当季的蔬菜和水果。让我们来看看蔬菜和水果里到底含有哪些物质吧！

请准备下列物品：

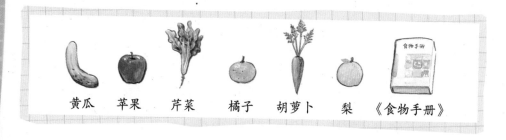

黄瓜　苹果　芹菜　橘子　胡萝卜　梨　《食物手册》

一起来动手：

1.把各种蔬菜和水果放到托盘里。

2.将托盘里的食物分类，蔬菜放一堆，水果放一堆。

3.配合《食物手册》，了解每样蔬菜和水果的特点。

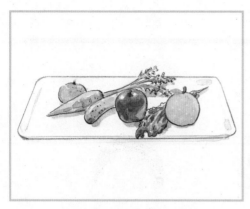

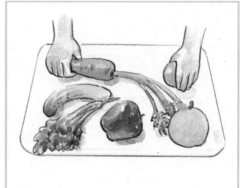

1 把各种蔬菜和水果放到托盘里。

2 将托盘里的食物分类，蔬菜放一堆，水果放一堆。

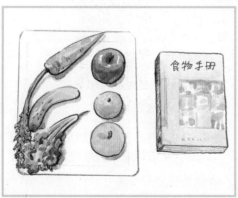

3 配合《食物手册》，了解每样蔬菜和水果的特点。

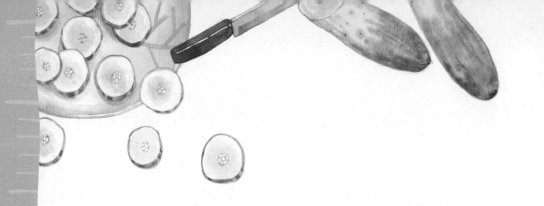

实验结果：

我们吃蔬菜主要吃它们的叶、茎、根部分，比如黄瓜、芹菜或胡萝卜。我们吃的水果主要是植物的果实，比如苹果、橘子、梨等等。

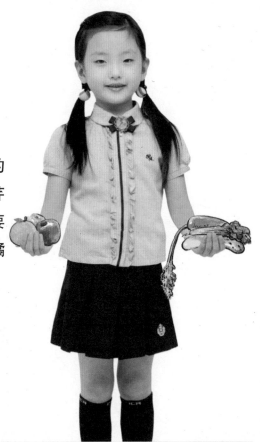

 为什么会这样？

蔬菜的种类非常多，我们吃的白菜和生菜是它们的叶子，竹笋和大葱是茎的部位，萝卜、土豆和牛蒡是它们的根，黄瓜、南瓜和辣椒等是它们的果实。很多味道甘甜、香气扑鼻的水果都是植物的果实，比如苹果、梨、橘子、柿子、桃子、杏、葡萄等。

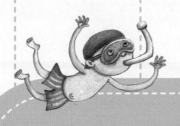

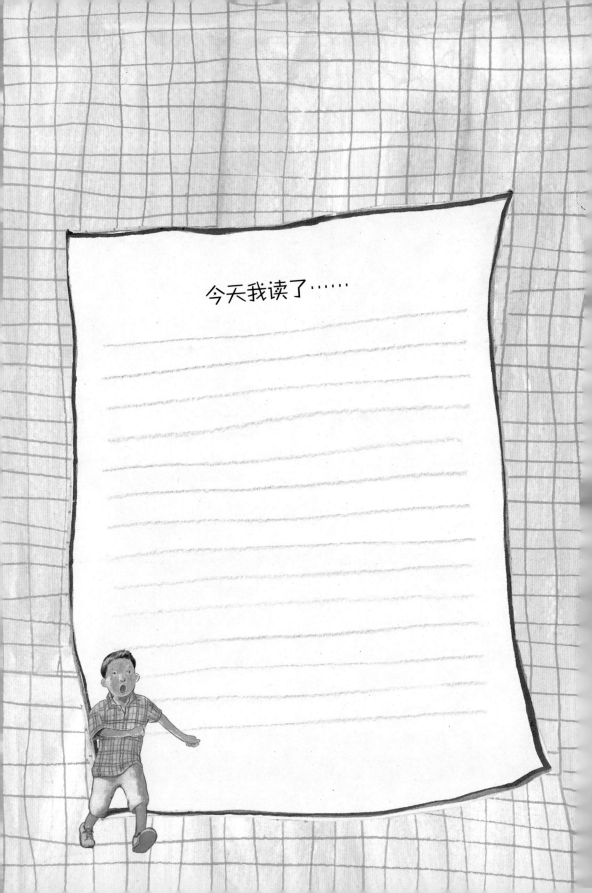

今天我读了……

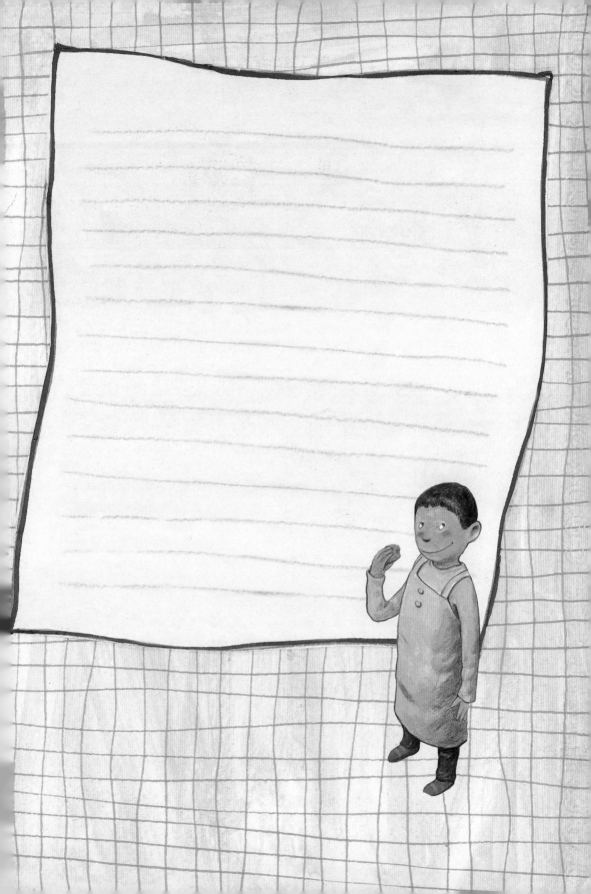

小学生实用成长小说系列

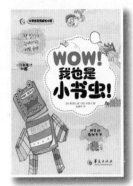 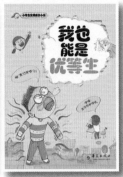 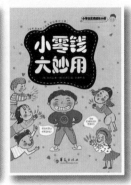 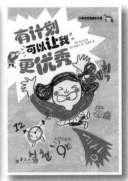

《小学生实用成长小说》系列旨在让小朋友养成爱学习、爱读书、善计划、懂节约的好习惯。每个孩子都具有自我成长的潜能，爱孩子就给他们自我成长的机会吧！让有趣的故事陪伴孩子一路思考，在欢笑中成长！

长大不容易——小鬼历险记系列

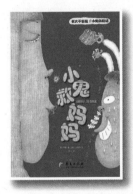 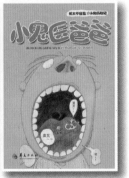

《长大不容易——小鬼历险记》系列讲述了淘气鬼闹闹从猫头鹰王国得到魔法斗篷，历尽千难万险，医治爸爸和拯救妈妈的故事。故事情节惊险刺激、引人入胜，能让小朋友充分拓展想象力，同时学到很多关于人体的知识。

小学生百科全书系列

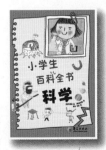 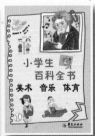 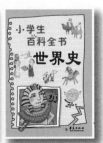 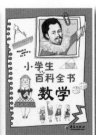 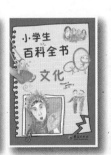

《小学生百科全书》一套共有五册，分别为数学，美术、音乐、体育，科学，文化，世界史。内容生动活泼、丰富多样，并配有彩色插图，通俗易通，让小学生在阅读的过程中，既能吸收丰富的各类知识，又能得到无限的乐趣。

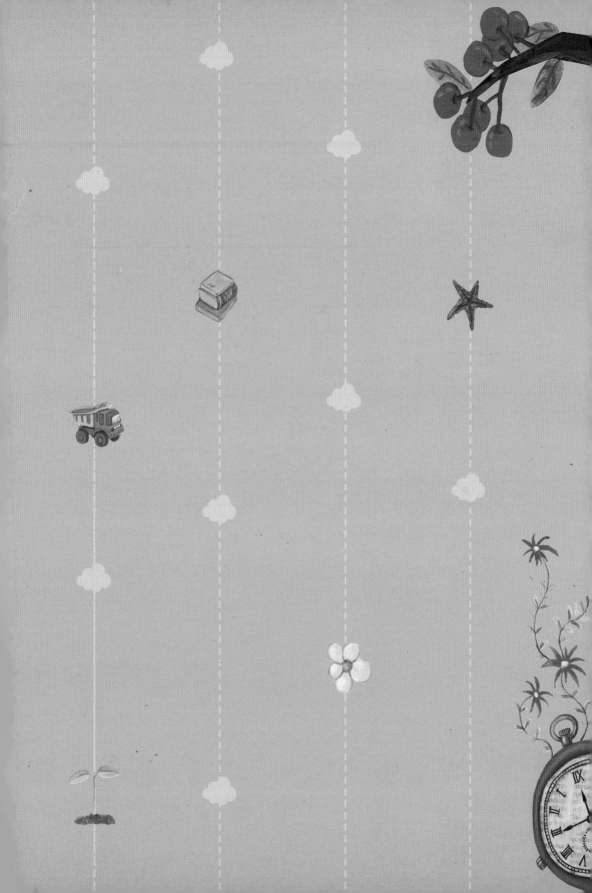

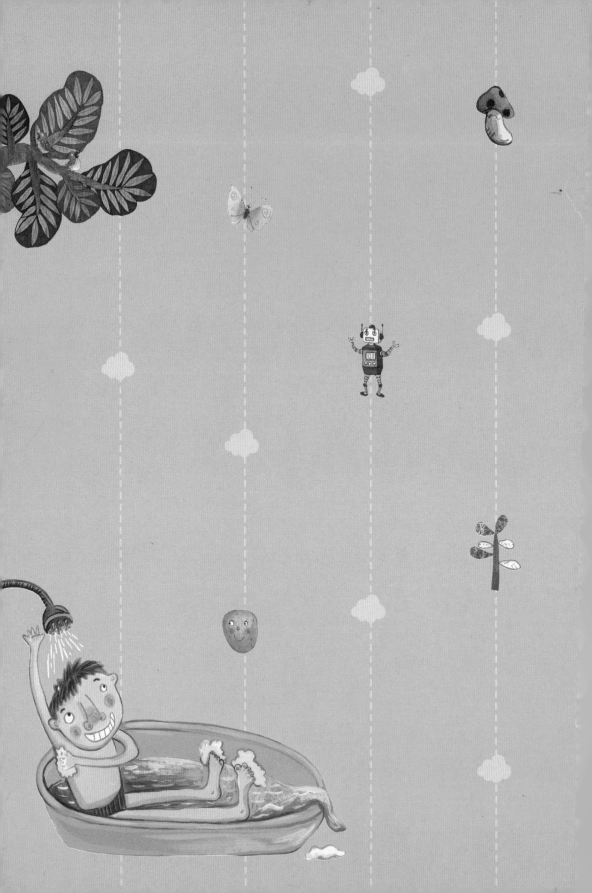